$Te\ {}^{34}_{137}$

Plus de Choléra !

PRÉSERVATIF

CONTRE

TOUTE ÉPIDÉMIE

ET

TOUTE CONTAGION.

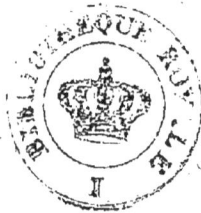

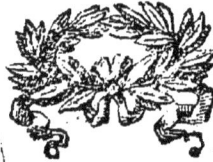

DIGNE,

Chez A. SICARD, Libraire.

—

1835.

L'AUTEUR

A SON TRAVAIL.

Hé bien , petit ami, te voilà réduit à te mettre
en route tout seul ; la première autorité t'a ren-
voyé à la commission des médecins, et le pa-
triarche des médecins , qui aurait pu accompa-
gner ton système de son exemple, n'a pas eu le
temps de t'examiner ; mais approuvant les prin-
cipes religieux qu'il a entrevus , il t'a conseillé
d'aller voir un plus savant que lui. Va donc
voir celui qui juge. Si quelqu'un rit de toi, ne
lui dis pas que bien rira qui rira le dernier ,
mais pense qu'on a ri de bien d'autres. Si quelqu'un te juge assez bon compagnon pour t'adop-
ter , ce sera une assez bonne récompense pour
toi. Écoute avec docilité ce qu'on voudra bien
te dire, mais prêche ton système jusqu'à ce
qu'on te prouve que tu es dans l'erreur (1).

(1) Et si , clopin-clopant , tu te traînes jusques dans le
canton de Fayence (Var), salue de ma part la personne de
qui ma logique m'a fermé le cœur , et dont mon orthogra-
phe a fait épanouir la rate , et dis-lui que je serai toujours
disposé à recevoir sa paix en échange de la mienne.

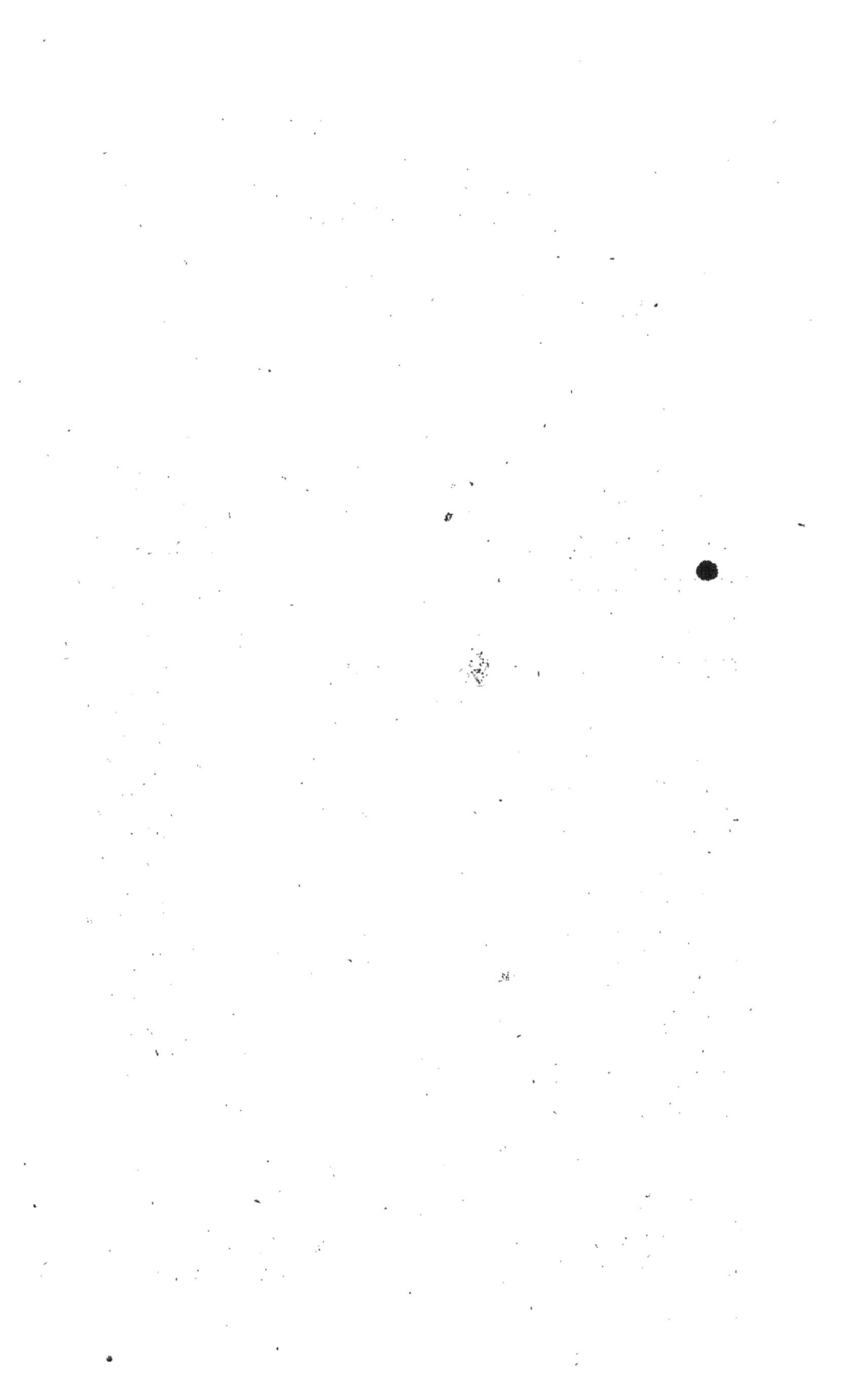

ENTRETIEN

SUR L'HYGIÈNE,

OCCASIONNÉ

PAR L'INVASION DU CHOLÉRA

dans la Provence.

———

Sicard, *Libraire à Digne*,

A sa Sœur à Antibes.

———

24 Juillet 1835.

Tu me dis dans ta lettre du 17 : « Voilà le Choléra prêt à nous envahir, et nous ne savons comment nous y soustraire si nous en sommes attaqués, car les médecins même y succombent. Et quoiqu'il soit bien avéré qu'on ne doive mourir qu'une fois, il me semble que, par la même raison qu'on ne fait qu'une fois ce voyage, on doit être bien aise de pouvoir s'y préparer, en jetant un coup-d'œil sur ses provisions et ses papiers ; mais on dit qu'une grande partie des victimes de ce fleau est forcée de partir non seulement sans provisions mais même sans passeport signé. Cela met bien martel en tête ou puce à l'oreille, comme on dit ; sans compter que la civilité défend de quitter ses amis sans leur témoigner le regret que l'on a de se séparer d'eux, et sans leur faire ses adieux et prendre leurs commissions. Ainsi, si tu pouvais m'indiquer quelque moyen pour se préserver, non seulement du fléau qui fait tant de ravages, mais encore de toutes ces morts subites par attaques d'apoplexie, par coup-de-sang et tant d'autres qui enlèvent des personnes qui ne faisaient que du bien, tu peux croire que ma reconnaissance serait sincère ; mais si tu découvrais quelque chose là-dessus, ne pourrais-tu pas m'enseigner aussi le secret d'éviter, chemin faisant, toutes ces entraves si multipliées sur notre route, comme lassitudes, maux de tête, toux, rhumatismes, fièvres et tant d'autres auxquels nous sommes en butte à tout âge, en dépit de toute la médecine théorique et pratique ».

Tu aurais bien pu t'adresser à d'autres qu'à moi pour être satisfaite là-dessus, je vais cependant te dire ce que je pense sur ce que tu désires savoir.

Le corps humain est comme une montre ; si cette montre est maintenue propre, elle marchera jusqu'à la dernière vétusté de toutes ses parties.

Il faut donc faire pour le corps ce que l'on fait pour une montre : il faut choisir l'huile que l'on met aux diverses parties, mais surtout faire attention à la quantité ; car, la meilleure huile, quand il y en a trop sur les pivots, peut se coaguler selon la température de l'air, et ce qui devait faciliter la marche du rouage devient cela même qui en empêche le mouvement.

Nous pouvons nous comparer aussi à une lampe : si l'huile est bonne, non seulement elle éclairera bien, mais elle brûlera jusqu'à sa consommation et la lampe s'éteindra sans violence. Au contraire, si la qualité de l'huile n'est pas bonne, elle déposera dans le fond une vieillesse prématurée, et ce dépôt sera le germe de toutes les maladies et d'une mort plus ou moins soudaine : et c'est le moindre changement de température de l'air, la moindre fatigue qui met ce dépôt en mouvement et qui fait tant vaciller notre pauvre existence. Ainsi, si tu peux apprendre à soigner ton corps comme on soigne une montre et une lampe pour s'en servir aux fins pour lesquelles ces deux objets ont été faits, tu seras toi-même ton médecin et tu prolongeras ta vie bien au loin sans jamais aucune maladie, et tu la finiras sans douleur, comme un fruit mûr qui se détache tout seul de l'arbre qui l'a porté, qui tient avec lui tout ce qui lui appartient et laisse en même-temps l'arbre intact (1).

Il faut donc bien examiner la qualité d'huile qui convient et surtout la quantité à employer, c'est-à-dire qu'il faut choisir la nourriture dont nous faisons usage et la prendre en quantité convenable à notre estomac ; car, ce n'est pas ce que l'on mange qui nourrit, mais bien ce

(1) Le sobre, après avoir prolongé sa vie à une heureuse vieillesse la finira sans maladie, sans secousses. Il mourra parce qu'il n'est pas donné de rester toujours en ce monde, il en partira donc quand il en sera rappelé ; mais non seulement sans douleur présente et, sans crainte pour l'avenir, mais rempli de confiance en la miséricorde de celui qui lui a accordé une si belle vie avec la grâce d'en avoir fait un si bel usage. C'est ce que l'histoire d'un grand nombre d'individus vérifie à la lettre.

que l'on digère. Mais, me diras-tu, le goût peut nous guider dans le choix, mais pour la quantité comment la connaître au juste? Hé bien! je te dirai que le contraire a souvent lieu. En effet, le goût peut nous tromper en faisant trouver bon ce qui ne convient pas à l'estomac, et l'expérience démontre qu'avec un appétit naturel, c'est-à-dire, causé par le besoin, on trouve plus de plaisir en mangeant un morceau de pain qu'on n'en a en mangeant les meilleurs mets (1) avec un appétit factice, c'est-à-dire excité par l'art culinaire ou autrement. Et le résultat de la satisfaction de ces deux appétits de combien est différent l'un de l'autre! L'un répare les forces, les entretient, amène la gaieté paisible; l'autre, cause la pesanteur, le trouble du cerveau, l'engourdissement, et, si de contenter cet appétit factice passe en habitude, que de maux ne produira-t-il pas dans dans l'individu qui y sera soumis! Le moindre froid, la moindre chaleur, la moindre fatigue dérange tout le système de sa santé apparente, et combien de peines et de temps pour la remettre en équilibre, supposé que l'art y soit encore à temps.

Que de peines, que de craintes, et souvent de désespoir ne cause pas un amour mal entendu pour les petits enfans? On paye bien cher ces petits plaisirs que l'on croit pouvoir prendre et procurer en leur fournissant des bonbons. Souvent l'habitude forme chez eux

(1) Sans compter que ces meilleurs mets se corrompent si subitement dans l'estomac que l'haleine en est infectée, et le suintement plus désagréable.

un besoin dont la satisfaction ne fait qu'aggraver leur indisposition (1).

Mais où vais-je m'étendre ? Le principal objet qui a dicté ta demande , c'est la peur du Choléra et de toute autre mort imprévue. Hé bien, pour éviter tout genre de mort soudaine , il faut s'assurer la liberté du cerveau , car c'est là le siège du oui et du non, et de tout calcul ; et tant que les vapeurs de la digestion et l'abondance des humeurs n'obstrueront pas cette partie , on verra venir l'ennemi de loin , on connaîtra les forces avec lesquelles il attaque, et on sera dans le cas de mesurer les siennes et connaître la différence des unes et des autres : et dis-moi, si dans cette situation l'on peut mourir subitement ? Pour moi je dirai que non , sans crainte d'être démenti (2).

(1) Ces petits innocens souffrent souvent pour avoir avalé quelque nourriture rien moins que propre à la délicatesse de leur estomac , et on croit les soulager en les gorgeant de nouveau ; ce que n'ayant pas lieu, on a recours au terrible berceau qui , troublant les fibres tendres de ces jeunes cerveaux , les endort à-peu-près de la manière dont s'endorment ces cerveaux plus durs par l'effet de l'ivresse. Quels résultats peut-on attendre de conduites pareilles à l'égard de ces jeunes sujets ? S'ils sont robustes , ils deviendront valétudinaires ; et s'ils sont faibles, ils n'y tiendront pas.

(2) L'histoire de tous les temps vient à l'appui de ce raisonnement , et bien qu'on ait dit, ces jours-ci, que le Choléra attaquait indistinctement tous les tempéramens , les sobres comme les intempérans, je me crois fondé de traiter cette idée de peu réfléchie , et cela en considérant la marche même du Choléra , puisqu'on dit qu'il attaque toujours premièrement les intempérans ; la mort de ces premiers affecte le moral de ceux qui sont moins déréglés, mais qui ont assez d'humeurs superflues pour donner prise à la maladie; mais ces personnes peuvent mourir aussi d'apoplexie ou autres morts soudaines.

L'estomac est le laboratoire où se confectionnent, par la digestion, les matériaux nécessaires à réparer les pertes que fait notre corps dans le mode de son existence ; si l'estomac a trop de matières à élaborer ; il s'en acquittera mal. L'habitude et le secours des stimulans feront que dans tel individu le travail de la digestion sera plutôt fait que dans tel autre ; mais la quantité de matériaux fabriqués étant plus forte que celle demandée pour l'entretien du sujet, le surplus est nécessairement placé quelque part. Dans

Au contraire, l'histoire nous montre des gens sobres préservés de la contagion (la peste) ; pourquoi ces mêmes personnes n'auraient-elles pas été préservées de l'épidémie (du choléra) ! Pour moi je pense qu'elles en auraient été préservées, et je penserai ainsi jusqu'à la démonstration du contraire. Que l'air soit imprégné de poisons morbifiques, l'expérience le démontre ; mais que ces poisons puissent avoir prise sur un individu à qui toutes les humeur qu'il a, sont nécessaires pour le soutien de son être, c'est-à-dire, qui n'en a aucune de superflue qui soit capable d'être mise en fermentation par le contact de ces mauvais airs, c'est ce que l'expérience n'a pas encore confirmé.

Mais il y a des personnes qui disent que le Choléra est une maladie surnaturelle, que les médecins n'y peuvent rien, et que c'est inutile de penser pouvoir s'en garantir. Si cela est, le remède est facile et toujours prêt ; adressons-nous avec confiance à celui qui départit les maladies et la santé, et croyons fermement que si Dieu viole quelqu'une de ses lois éternelles, ce sera plutôt en faveur qu'en défaveur de ceux qui ont recours à lui.

Si la cause du Choléra est dans l'air, pour qu'il puisse en résulter la maladie, il faut que l'effet soit en nous ; s'il n'y a pas en nous d'humeurs corrompues prêtes à être mises en fermentation, la cause du Choléra pourra passer, mais il ne pourra pas y avoir de résultats fâcheux.

Considérons la cause du Choléra comme l'acier, notre corps comme le caillou, et les humeurs superflues comme l'amadou ; l'acier peut bien frapper sur le caillou, mais si l'amadou n'existe pas, comment le feu prendra-t-il ?

l'estomac, il cause les indigestions ; et dans les autres parties du corps ce surcroît d'humeurs se corrompt et devient le germe de toutes les maladies (1). Mais l'absence de toute humeur superflue est la parfaite santé du corps et de l'ame (2); et à cette fin toutes les forces de la médecine sont employées pour chasser les superfluités par la diète , les saignées et les purgations.

Quand on a besoin du secours de la médecine c'est un bien d'y avoir recours ; mais notre pauvre corps s'use , par ce moyen , comme un linge qui est sali souvent et autant de fois mis à la lessive; que si ce linge servait moins, il se conserverait plus long-temps.

La chose la plus nécessaire donc pour pouvoir être son premier médecin , est de connaître la juste quantité de nourriture qu'il faut à son corps et l'exercice qui lui est indispensable pour la conservation de sa santé (3) , et , avec ces deux choses bien réglées, on ira loin, et toujours accompagné des facultés de tous ses sens. La connaissance de ces deux choses suppose celle de son tempéramment , que l'on peut acquérir , ce

(1) La médecine et l'expérience le confirment assez.

(2) Si toute humeur aigre est chassée d'un ménage on d'une communauté , une parfaite harmonie y régnera. Il faut comparer notre corps et notre âme à un ménage on à une communauté , et peu à peu , avec le secours de celui qui peut tout , tâcher moyen d'arriver au point. Que celui qui commande le fasse sans aigreur ; et celui qui obéit ce soit simplement , et l'harmonie y régnera aussi.

(3) L'expérieuce prouve que quand une personne peu soigneuse de sa santé accomplit par occasion ces deux préceptes elle se trouve mieux que d'ordinaire ; que l'envie donc de mieux connaître ce que par l'occasion on n'a fait qu'entrevoir excite le désir de mieux expérimenter , et , en suivant les avis des personnes en qui l'on a confiance , on pourra voir des merveilles dont on ne se doutait pas.

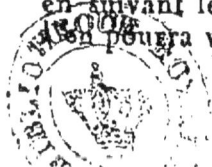

me semble, avec très-peu d'expérience ; car, pour peu que l'on s'examine, on connaîtra facilement ce qui convient à son individu. Il sera également facile d'apprendre, par expérience, la juste quantité, ou, si l'on ne veut pas être minutieux, la quantité approximative de nourriture nécessaire au soutien de son corps, ainsi que l'exercice qu'il lui est avantageux de faire pour maintenir l'équilibre dans toutes ses facultés.

Les excès en tout genre sont condamnés par les médecins et par l'expérience. Ainsi, un ouvrier commet des imprudences toutes les fois qu'il fait des excès de fatigue qu'il croit pouvoir réparer par d'autres excès de boire et de manger ; c'est un double mal qui, souvent répété, ruine la santé de l'individu qui s'y livre: quand la nécessité a occasionné un excès de fatigue, on doit la réparer par le repos, en diminuant la nourriture que l'on prend d'ordinaire (1).

Maintes fois on sent des picotemens à l'estomac, que l'on croit être un avertissement de prendre de la nourriture; mais il arrive souvent que ces picotemens ne sont causés que par des humeurs malignes qui restent dans l'estomac après une digestion laborieuse, dans ce cas il faut les laisser se dissiper eux-mêmes par la diète, et l'aise reviendra doucement. Il arrive de même qu'on a des lassitudes sans avoir pour

_____

(1) Parce que tout le corps étant fatigué l'estomac l'est aussi ; et en laissant reposer le corps il ne faut pas fatiguer l'estomac, en lui donnant le travail qu'il fait ordinairement quand il est reposé, ou même en lui en donnant de plus.

ainsi dire travaillé, ou du moins après avoir fait peu de chose, et on croit pouvoir reprendre sa vigueur en reposant ou en prenant de nourriture, c'est une grande erreur le plus souvent.

Si l'on est fatigué sans avoir travaillé ou après avoir fait très-peu de chose, on ne l'est que de réplétion, et c'est la diminution de nourriture qui dissipera la langueur et rendra l'agilité que l'on regrette.

On fait souvent appeler le médecin, croyant que sa présence guérira ; certes, la présence du médecin est utile et souvent nécessaire : mais si en son absence on oublie ses ordonnances, à quoi aura servi sa visite ? Que contiennent-elles les ordonnances sous différentes dénominations, autres choses que les évacuans et la diète? On prend bien les premiers, pressés par le besoin ; mais on croit pouvoir se dispenser d'être exact sur ce qui, dans le plus grand nombre de cas, est non seulement le plus nécessaire mais la seule chose de rigueur, et l'on rend ainsi tous les traitemens inutiles.

Que de peines, que d'assujettissemens, que d'ordonnances à suivre pour maintenir une santé que l'on mine par la sensualité dans son unique base sans y faire attention ; et l'on acquiert insensiblement une masse d'humeurs superflues que les vésicatoires les mieux appliqués ne soutirent pas toujours, parce que malheureusement on continue de fournir à l'estomac la même abondance de matière qui les engendre ; et, avec la cohorte des germes de toute maladie que l'on porte au-dedans de soi, on ne craindra pas le choléra.!...

Certes ! on ne risque rien de le craindre : on peut aussi craindre la cholérine et toutes les maladies, depuis celles de l'épiderme de la peau jusqu'à celles de la moëlle des os.

La sobriété guérit les maladies présentes et prévient les futures (1). Il ne faut pas passer subitement d'un régime à l'autre ; car, outre

(1) Combien ne voit-on pas de rechûtes pour avoir négligé le régime prescrit par le médecin à qui l'on a confié le soin de sa santé, et qui certainement n'auraient pas lieu sans cette négligence. Si donc le régime guérit les maladies présentes qui ne sont causées que par la réplétion, ce même régime préviendra infailliblement les futures qui ne peuvent avoir lieu, s'il n'y a pas dans le corps de levain susceptible d'être mis en fermentation par une fatigue tant soit peu extraordinaire ou par le changement de la température de l'air. Mais que fait-on le plus ordinairement quand on gouverne un malade ? Par une compassion mal entendue, on a la cruauté non seulement de prévenir tous ses appétits, mais de l'exciter toujours à prendre quelque chose, et on se réjouit quand on le voit docile à ces insinuations qui souvent coûtent si cher.

Aux hôpitaux on fait bien tout ce qu'on peut pour que des vivres ne soient pas introduits clandestinement, mais on ne voit pas toujours tout. En mars 1814, j'eus une pulmonie assez grave à *Civita-Vechia* ; un médecin Corse qui avait été en garnison à Antibes, me témoigna beaucoup d'affection, sa manière d'agir me consola et me fit résigner à ses ordres et conseils. Heureusement pour moi aussi, que ce que mes camarades m'apportaient un jour dans leur visite leur fut saisi, selon la consigne, et j'en fus quitte pour dix jours de maladie, dont deux ou trois passés sans connaissance. Le médecin content de moi et de son art (je ne puis le désigner qu'ainsi, car il avait un air satisfai t quand il voyait que ses soins n'étaient pas inutiles), me donna la permission de sortir pour aller me promener pendant une heure. Mais il s'en fallut peu que cette permission ne me devint fatale ; car, achetant une *Bayoque* (sol romain) de pommes, je les introduisis en les cachant dans les manches de ma capote, et, les faisant cuire autour du poële, j'en mangeai une ou deux par-dessus ma demi ration, et ce surcroît de nourriture qui selon mon appétit devait me faire du bien, me

qu'il paraîtrait extrêmement pénible il pourrait être aussi désavantageux. En traitant avec la nature, il faut l'imiter ; elle va lentement, agit imperceptiblement, mais elle arrive à son but : de même en changeant de régime, il faut le faire doucement, et sans s'en apercevoir on arrive au but que l'on s'est proposé et l'on est tout étonné de son travail, on a peine à y croire ; on se trouve tout changé sans savoir comment, on a doublé son existence, on se sent vivre, on voit ses revenus doublés (1), triplés ; le cœur se dilate (2), les mains s'ouvrent (2). On jouit de soi-même et on aime voir les autres se réjouir. L'on est intimement convaincu de l'absence de tout germe de maladie, et par conséquent dans l'impossibilité d'en éprouver de fâcheuses. On ne changerait pas sa position contre plusieurs royaumes, car on est roi dans le sens qu'on doit le désirer en ce monde. On ne craindra donc pas le choléra, car on sera intimement convaincu qu'on ne doit pas le craindre. On ne craindra pas non plus la peste ni aucune autre contagion ou épidémie, et on sera si convaincu de tout cela qu'on ne refusera aucun de ses soins soit aux conta-

coûta bien cher par une rechute. On me demanda ce que j'avais mangé, je l'avouai. On m'ôta les pommes restantes que j'avais cachées sous mon matelas ; et, plus docile au médecin, je ne payai plus que de cinq ou six jours cette petite imprudence.

(1) Si au lieu de dépenser quarante sous, on vit aussi bien et mieux avec vingt, on peut véritablement dire que les revenus sont doublés.

(2) Quand on reconnaît que ses besoins sont de peu d'étendue, on fait part volontiers aux autres de ce que l'on a.

gieux, soit aux épidémiques (1). Les chagrins
que l'on peut avoir sont beaucoup diminués,
et les satisfactions beaucoup plus pures, et l'on
arrive véritablement à une parfaite santé de
corps et d'esprit , seul but où l'on vise depuis
l'âge de raison ; but si facile à atteindre quand
on en prend le chemin (2), et si difficile à
tenir si l'on croit pouvoir y marcher tout
seul (3).

L'intempérance, outre son cortège de maladies corporelles , combien n'invétère-t-elle pas
celles de l'âme? Elle n'a jamais assez pour soi ,
elle croit toujours trop donner aux autres , elle
ne reçoit jamais assez d'eux , elle n'est jamais
assez bien servie, elle a peine à se supporter
elle-même , et elle s'embarrasse fort peu des
autres ; les chagrins la bouleversent et les joies
ne sont pas quelquefois seulement senties.

Que faut-il pour vivre? Nous voyons par l'histoire ces essaims de philosophes de la Thébaïde,
vivant avec douze onces de pain bis et ne bu-
vant que de l'eau, jouir d'une constante liberté
de corps et d'esprit et arriver à des vieillesses
extraordinaires. Mais, me diras-tu, le climat
pouvait bien y être pour quelque chose là. Je
dirai avec toi que le climat peut y faire quelque chose, mais je dirai aussi que l'habitude
y fait encore plus.

---

(1) Si l'on croyait ce langage exagéré, je pourrais citer
des preuves admissibles à son appui.

(2) On en prend le chemin quand on le veut sincère-
ment.

(3) J'entends vouloir se fier à sa raison sans rien demander ni attendre du maitre de la raison.

En effet , que donne-t-on aux militaires?
Vingt ou vingt-deux onces de pain et bien peu
de chose différemment , et cependant ils sont
sensés faire des fatigues , et cette quantité de
nourriture est jugée suffisante pour des corps
jeunes et robustes (1) qui sortent de leurs mai-
sons où ils étaient habitués à manger beaucoup
plus. Mais dès qu'ils ont changé leurs habitudes,
non seulement ils en ont assez , mais il leur en
reste souvent : et ce qui prouve qu'ils en ont
assez , c'est que quand ils font un exercice mo-
déré ils se portent bien en général , et que s'ils
restent quelque temps sans rien faire , ils s'en-
gourdissent et il s'engendre des maladies parmi
eux , et toujours plus fâcheuses chez les intempérans que chez les sobres.

L'expérience ne nous montre-t-elle pas tous
les jours d'heureuses vieillesses accordées aux
vies réglées , et des morts soudaines et impré-
vues départies aux intempérans et aux peu
soigneux de leur santé? Je dis aux peu soigneux
de leur santé , car en effet , on voit des personnes réglées dans leur manière de vivre qui
sont sujettes à des maladies , et d'autres sou-
mises à une mort prématurée ou soudaine : cela

(1) Supposons donc qu'un militaire consomme , entre
solide et liquide , quarante-cinq ou cinquante onces de
nourriture. Si cette quantité, malgré sa qualité souvent peu
nourrissante , est suffisante pour un jeune homme de vingt
à vingt-cinq ans , combien cette même quantité et qualité
devraient suffire à une personne plus âgée ou moins robuste!
Et si cette personne prend des mets qui aient le double
ou le triple de parties nutritives que ceux distribués
aux militaires et qu'elle ne diminue pas la quantité à
proportion de la qualité , combien d'humeurs superflues
ne peuvent pas s'amasser dans son corps !

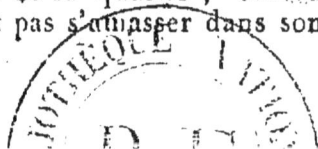

prouve, d'après la traitement de la médecine, que des humeurs superflues se sont imperceptiblement accumulées chez ces personnes, surtout par défaut d'exercice ; car, la promenade est bonne mais l'exercice des bras (1) vaut infiniment mieux. Le simple travail manuel surtout, selon l'attention qu'on est obligé d'y mettre, affecte plutôt l'esprit qu'il n'exerce le corps, et la digestion s'opère d'autant moins que l'esprit est occupé et le corps peu exercé.

Il arrive aussi qu'en hiver on mange un peu plus sans s'en apercevoir ; parce que, dit-on, la chaleur naturelle de l'estomac étant concentrée au-dedans par le froid extérieur, la digestion se fait plutôt : dans ce cas, il faut se purger au printems, mais doucement, selon les règles de la médecine ; il serait encore mieux de le faire par la diète de quelques jours. Si l'on ne veut pas suivre cette pratique de bonne grâce, on risque d'y être forcé par le traitement des rhumes, très-faciles à attraper dans cette situation des humeurs et le fréquent changement de la température de l'air. Je dis dans cette si-

---

(1) Il n'y a qu'à comparer les divers états. Par exemple: un scieur mangera plus qu'un ébéniste ; un menuisier plus qu'un cordonnier ; et un cordonnier plus qu'un tailleur, surtout si dernier s'affecte beaucoup à son travail. Que sera-ce d'une personne du sexe qui, sortant peu ou presque point, occupera constamment son attention à un travail manuel ! Si elle n'y prend garde, elle ruinera indubitablement l'économie de sa santé ; et combien perdra-t-elle Plusqu'elle n'aura cru pouvoir gagner.

Quand on est malade, il vous est ordonné des choses légères, c'est-à-dire, de facile digestion et en petite quantité. Hé bien, pour conserver sa santé, il faut considérer l'exercice que l'on fait et les forces que l'estomac acquiert ou perd selon ces mêmes exercices, et se nourrir en conséquence.

tuation des humeurs, car , quoique les humeurs que j'appelle superflues et qui sont produites dans la saison de l'hiver , ne soient dans un corps sain d'ailleurs que surabondance de santé , il n'est pas moins vrai que le trop de santé convertit la santé même en maladie. Mais je croirais les crudités, produites en été par la lâcheté de l'estomac, trop dilaté par la chaleur , encore plus pernicieuses en automne , et plus dignes d'être prises en considération et chassées du corps par la purgation ou insensiblement consumées par la diète (1). Ainsi , la conservation de la santé réclame ce traitement à ces deux époques de l'année , pour des personnes bien réglées dailleurs. Ceux qui sauront demeurer sur leur appétit , c'est-à-dire, qui l'attendront avant de manger et qui ne le satisfairont pas tout-à-fait (2), seront exempts de ces soins, qui conviennent aux petits enfans , à qui on doit les administrer de quelque manière; aux vieillards , à qui on peut les faire agréer ; et aux dames , qui ne doivent pas se négliger elles-mêmes.

Quant à ceux qui sacrifient tout si religieusement à leur appétit , on pourra leur dire ce qu'un sauvage , qui ne le paraissait que de nom , disait entr'autres choses , en foire à Beaucaire :

---

(1) La diète consume les humeurs superflues sans secousses et par là sans dangers.

(2) Une fois que la capacité de l'estomac est réduite à la mesure du nécessaire pour son entretien , on ne souffre plus du vide que l'on a senti pendant quelques jours pour changer d'habitudes.

Malgré tous vos médecins,
On ne vous voit jamais sains :
Mourez dans leurs bras,
C'est votre trépas
Qui leur sert de pâture.
Allez, je ne vous plaindrai pas,
Ils vengent la nature ;
  Morbleu,
Ils vengent la nature.

Il faut pour flatter vos goûts,
Mets exquis, sausses, ragoûts,
  Et votre santé,
  Par la volupté,
S'use dès la jeunesse.
Au prix de la sobriété
J'achète la vieillesse ;
  Morbleu,
J'achète la vieillesse.

Bon, tu diras, il faut traîner une vie lan-
guissante et craindre toujours de la quitter sans
avoir le temps de dire comment ni pourquoi,
ou se soumettre à une multiplicité de soins qui
peuvent devenir bien ennuyeux, ou bien ne
satisfaire jamais son appétit. Ne vaudrait-il pas
mieux vivre quelques années de moins, et,
satisfaisant son appétit, se soucier fort peu du
reste ?

Je répondrai : que la santé est un bien d'un grand prix , et que malheureusement on n'en estime la valeur que dans sa privation : alors on promet de faire tout ce que l'on voudra , pourvu qu'on la recouvre. Et certainement on est forcé de faire beaucoup plus pour la recouvrer , qu'on n'aurait été obligé de faire pour la conserver quand on la possédait.

Et la vie n'est-elle pas le plus grand bien que l'on possède en ce monde , sans compter que l'on en peut considérablement augmenter la valeur selon l'usage que l'on en fait? Est-on bien sensé d'en négliger la prolongation (1) ? J'avouerai que ces mots : *ne satisfaire jamais son appétit* paraissent effrayans , surtout en mettant la main à l'œuvre ; car, quand on a bien diné on se prêche facilement le carême à soi-même ; mais au moment que le besoin se fait sentir , on oublie ce que l'on s'est dit ou ce que l'on a pensé ; cependant il ne s'agit que de commencer , et comme j'ai dit plus haut, de ne pas passer subitement d'un régime à un autre , mais retrancher tous les jours quelque petite partie de ce que l'on prend ordinairement, et on arrive ainsi d'une manière imperceptible et sans en sentir de peine ; à la juste mesure , ou, comme j'ai dit pour ne pas être minutieux, à la mesure approximative du seul nécessaire (2) , qu'on peut reconnaître à cette marque : il

---

(1) La prolongation de la vie dans un artiste et un savant produit le perfectionnement des arts et des sciences , et si ces personnes , par le soin de leur santé , vivaient dix ans de plus, combien le monde ne gagnerait-il pas ; et dans un autre ordre, que d'anges conservateurs ne verrait-on pas !

(2) Dans cette situation on aime la vie comme un présent de Dieu , et on est toujours prêt à la rendre à celui de qui on la tient.

faut qu'après le repas on soit aussi libre qu'auparavant, et que l'on puisse s'appliquer à quel exercice ou travail accoutumé que ce soit, soit du corps, soit de l'esprit, et cela, sans que la digestion en soit troublée. Il en sera ainsi si l'on ne ressent ni pesanteur, ni lassitude, ni engourdissement.

On peut encore diminuer beaucoup les peines que l'on se figure qu'on aura à changer de régime, en se privant des mets qui excitent l'appétit ; tout cela me parait bien facile et beaucoup moins pénible que de sentir toujours le choléra à ses trousses, sans compter la crainte des autres maladies et les souffrances des maux qu'on ne peut éviter différemment.

Je finis, quoique persuadé que la longueur de mes lettres ne te rebute pas ; je m'abstiens aussi de mettre des notes dans certains passages sachant que, concis ou diffus, je suis compris de toi : cependant si quelque éclaircissement t'était agréable tu me trouverais toujours tel que tu me connais.

T. A. F. A. S.

P. S. Si c'était à tout autre qu'à toi que ceci fût adressé, peut-être me demanderait-il pourquoi dans le temps n'ai-je pas mis en pratique ce dont je parais si convaincu à-présent? A cela ma réponse se bornerait à dire que quand le cheval est sorti de l'écurie on avise aux moyens de fermer la porte, car tu sais comme j'ai été loué dans le temps de ce qui a causé mes regrets depuis.

2 août 1835.

Tu dis dans ta lettre du 30 dernier que j'ai eu tort de ne pas mettre des notes, qu'elles t'auraient été bien agréables, et que tu souhaiterais qu'y étant ajoutées tu pusses les montrer à plusieurs de tes amies. Tu ne peux guères ignorer, je pense, quelles peuvent être ces explications, cependant je vais te satisfaire de mon mieux en les mettant au bas des pages, pour plus de facilité.

Tu as été atteinte ainsi que notre aînée de ce terrible fléau, et vous avez compris sans doute qu'après Dieu, vous devez la conservation de votre vie au régime que vous avez adopté et suivi depuis quelque temps. C'est ce même régime qui a tiré ton fils des souffrances auxquelles il était plongé et probablement d'une mort inévitable dans l'état où il était. Aies en bien soin (cette recommandation est inutile je le sais, mais tu m'excuseras). Veille aussi, autant qu'il sera en toi, sur les enfans de nos sœurs, parce que étant occupées comme elles le sont, il peut se faire qu'elles ne voient pas tout ; et puis, si nous ne pouvons mieux faire, prêchons d'exemple en pratiquant nous-mêmes ce que nous connaîtrons de bon sur cette matière. N'oublions jamais celui à qui on peut tout demander et de qui on peut tout obtenir.

Je suis et serai toujours

T. A. F. A. S.

Digne, Imprimerie de Mme V° A. GUICHARD.

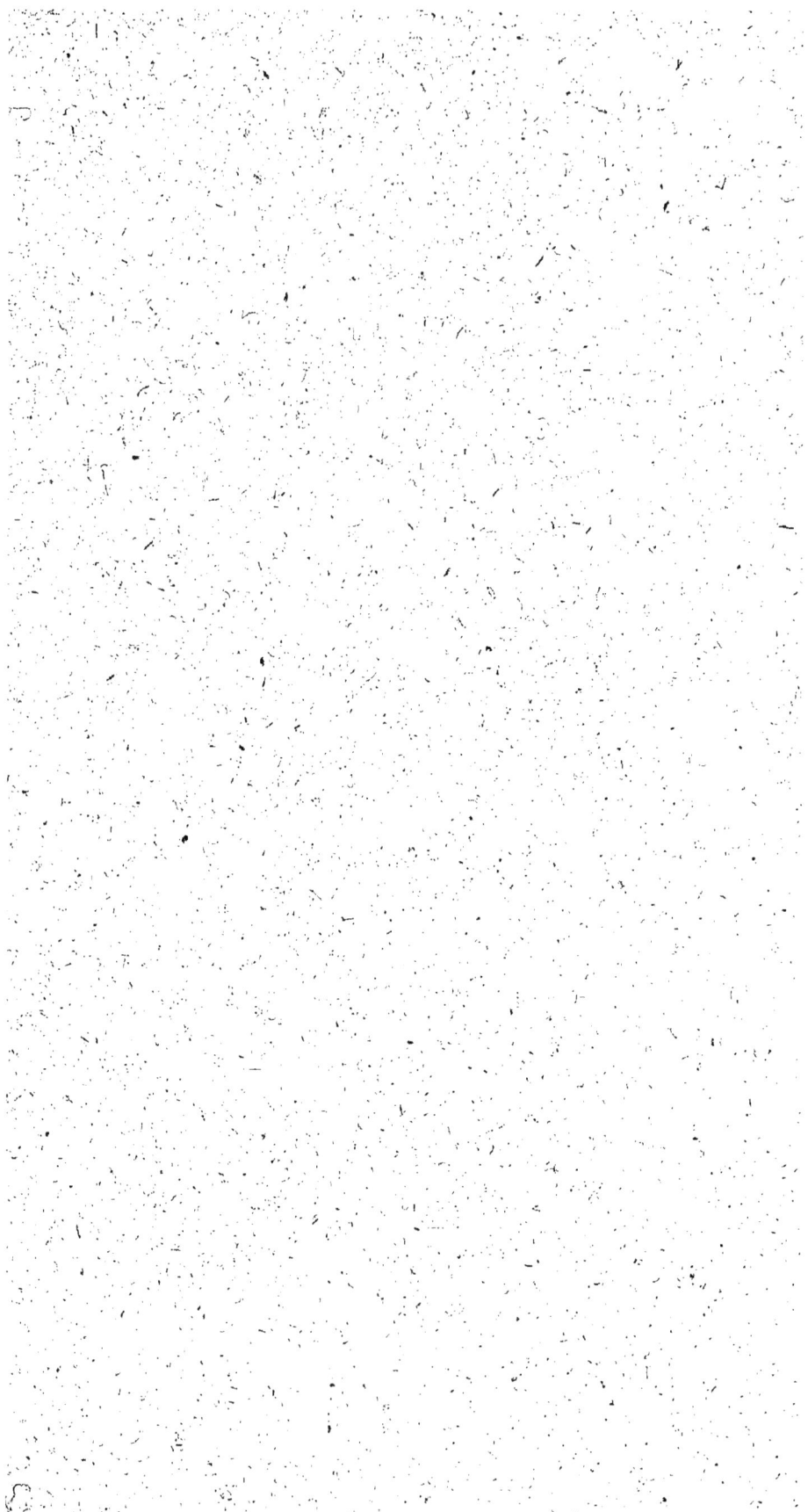

www.ingramcontent.com/pod-product-compliance
Lightning Source LLC
Chambersburg PA
CBHW070157200326
41520CB00018B/5446